MW01048182

Das pflanzenbasierte Kochbuch

Gesunde und schmackhafte Rezepte, um Ihre Gesundheit in Schwung zu bringen und Ihr Bestes zu leben

Frank Smith

Ungenauigkeiten.

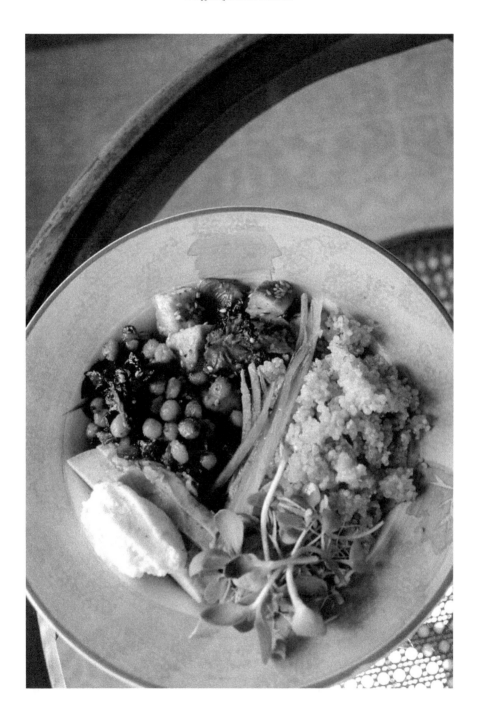

Inhaltsverzeichnis

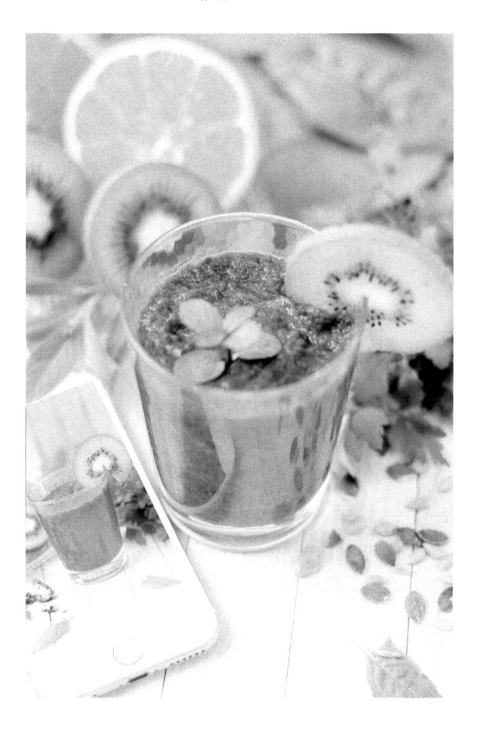

Frühstücke

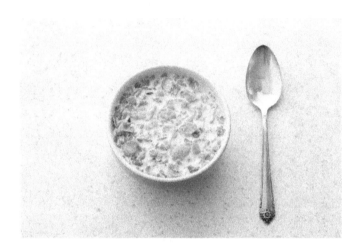

1 Leckere Haferflocken-Muffins

Zubereitungszeit: 10 Minuten Garzeit: 20 Minuten

Portionen: 12

Zutaten:

½ Tasse heißes Wasser

½ Tasse Rosinen

¼ Tasse gemahlener Leinsamen

2 Tassen Haferflocken

¼ Teelöffel Meersalz

½ Tasse Walnüsse

¼ Teelöffel Backpulver 1 Banane

2 Esslöffel Zimt

¼ Tasse Ahornsirup Wegbeschreibung:

Verquirlen Sie die Leinsamen mit Wasser und lassen Sie

die Mischung etwa 5

Minuten.

Mischen Sie in einer Küchenmaschine alle Zutaten

zusammen mit der Leinsamenmischung. Mischen Sie alles 30 Sekunden lang, aber erzeugen Sie keine glatte Substanz.

Um Kekse mit grober Textur zu erhalten, müssen Sie einen halbgaren Teig haben.

Füllen Sie den Teig in Muffinförmchen und legen Sie sie in eine Muffinform. Da dies ein ölfreies Rezept ist, benötigen Sie Muffinförmchen. Backen Sie alles für etwa 20 Minuten bei 350 Grad.

Genießen Sie die frisch gebackenen Kekse mit einem Glas warmer Milch. Ernährung: Kalorien: 133, Fette 2 g, Kohlenhydrate 27 g, Eiweiß 3 g

2 Omelett mit Kichererbsenmehl

Zubereitungszeit: 10 Minuten Garzeit: 20 Minuten

Portionierung: 1

Zutaten:

½ Teelöffel, Zwiebelpulver

¼ Teelöffel, schwarzer Pfeffer 1 Tasse, Kichererbsenmehl

½ Teelöffel, Knoblauchpulver

½ Teelöffel, Backnatron

¼ Teelöffel, weißer Pfeffer 1/3 Tasse, Nährhefe

3 fein gehackte grüne Zwiebeln 4 Unzen, gebratene

Champignons Zubereitung:

Mischen Sie in einer kleinen Schüssel das Zwiebelpulver,

den weißen Pfeffer, das Kichererbsenmehl, das Knoblauchpulver, den schwarzen und weißen Pfeffer, das Backpulver und die Nährhefe.

Fügen Sie 1 Tasse Wasser hinzu und stellen Sie einen glatten Teig her.

Stellen Sie eine Bratpfanne auf mittlere Hitze und geben Sie den Teig hinein, so wie Sie Pfannkuchen zubereiten würden.

Bestreuen Sie den Teig mit etwas Frühlingszwiebel und Champignons. Wenden Sie das Omelett und braten Sie es gleichmäßig auf beiden Seiten. Wenn beide Seiten gar sind, servieren Sie das Omelett mit Spinat, Tomaten, scharfer Sauce und Salsa.

Ernährung: Kalorien: 150, Fette 1,9 g, Kohlenhydrate 24,4

g, Proteine

10.2 g

3 Weißes Sandwichbrot

Vorbereitung: 10 Minuten Garen: 20 Minuten Portionen:

16

Zutaten:

1 Tasse warmes Wasser

2 Esslöffel aktive Trockenhefe 4 Esslöffel Öl

2 ½ Teelöffel Salz

2 Esslöffel Rohzucker oder 4 Esslöffel

Ahornsirup/Agavennektar

1 Tasse warme Mandelmilch oder eine andere milchfreie

Milch Ihrer Wahl 6 Tassen Allzweckmehl

Wegbeschreibung:

Warmes Wasser, Hefe und Zucker in eine Schüssel geben und umrühren. 5 Minuten lang beiseite stellen oder bis sich viele kleine Bläschen bilden, die schaumig sind.

Mehl und Salz in eine Rührschüssel geben und verrühren. Das Öl, die Hefemischung und die Milch dazugeben und zu einem Teig verrühren. Wenn der Teig zu hart ist, fügen Sie esslöffelweise etwas Wasser hinzu und mischen Sie jedes Mal gut. Wenn der Teig zu klebrig ist, fügen Sie esslöffelweise mehr Mehl hinzu. Kneten Sie den Teig 8 Minuten lang, bis er weich und geschmeidig ist. Sie können Ihre Hände benutzen oder den Knethakenaufsatz des Standmixers verwenden.

Sprühen Sie nun etwas Wasser auf den Teig. Halten Sie

die Schüssel mit einem Handtuch bedeckt. Lassen Sie ihn

ruhen, bis er seine Größe verdoppelt hat. Nehmen Sie den

Teig aus der Schüssel und legen Sie ihn auf Ihre

Arbeitsfläche. Drücken Sie den Teig. Legen Sie eine

Brotbackform mit Pergamentpapier aus. Sie können sie

auch mit Öl einfetten, wenn Sie dies bevorzugen. Sie

können 2 kleinere Laibformen verwenden, wenn Sie

kleinere Brote machen wollen, so wie ich es getan

habe.Legen Sie den Teig in die Laibform. Sprühen Sie nun

noch etwas Wasser auf den Teig. Halten Sie die Laibform

mit einem Handtuch bedeckt. Lassen Sie den Teig ruhen,

bis er sich in der Größe verdoppelt hat, und backen Sie

ihn im vorgeheizten Ofen bei 370° F für ca. 40 - 50

Minuten oder wenn ein Zahnstocher, der in die Mitte des

Brotes gesteckt wird, herauskommt, ohne dass Partikel daran kleben bleiben, und lassen Sie ihn auf Raumtemperatur abkühlen.

In 16 gleich große Scheiben schneiden und nach Bedarf verwenden. In einem Brotkasten bei Raumtemperatur aufbewahren. Nährwerte: Kalorien 209, Fett 4 g, Kohlenhydrate 35 g, Eiweiß 1 g

4 Tofu-Rührei mit mexikanischem Gewürz

Zubereitungszeit: 13 m Zubereitungszeit: 10 m Zutaten:

1 Esslöffel Färberdistelöl

2 Pakete extra-fester Tofu, abgetropft und gepresst 3 Frühlingszwiebeln, gehackt

2 Knoblauchzehen, gehackt

1 rote Paprika, gewürfelt

½ Teelöffel gemahlener Kreuzkümmel

½ Teelöffel mexikanisches Chilipulver

½ Teelöffel gemahlener Koriander

½ Teelöffel Paprika

½ Teelöffel Knoblauchpulver

½ Teelöffel getrockneter Oregano

1 Teelöffel schwarzes Salz

2 Esslöffel Nährhefe (optional) 1/2 Teelöffel Kurkuma

2 Esslöffel frischer Koriander, gehackt

2 EL gemahlene Leinsamen (optional) 1-4 oz. Dose grüne

Chilis

1 Tasse Wasser

1-15 oz. Dose schwarze Bohnen, abgetropft und

abgespült Anleitung:

Erhitzen Sie eine große Bratpfanne bei mittlerer Hitze.

Geben Sie das Öl hinein und braten Sie den Schnittlauch, die Paprika und den Knoblauch etwa 3 Minuten lang, bis sie weich sind. Brechen Sie den Tofu in große Stücke und geben Sie ihn in die Pfanne. Werfen Sie ihn weg, so dass er mit Aromaten bedeckt ist, und lassen Sie ihn sitzen, bis er goldbraun ist, bevor Sie ihn spielen. Beim Anbraten nach etwa 5 Minuten den Tofu einrühren, um ihn von allen Seiten zu bräunen.

Während der Tofu anbrät, mischen Sie die Gewürze in einer kleinen Schüssel oder Tasse. Erhöhen oder reduzieren Sie die Menge, je nachdem, wie Sie würzige Speisen mögen. Nährhefe und Leinsamen sind optionale Zusätze, aber gesund, wenn Sie sie haben. Geben Sie die Gewürzmischung in die Pfanne und mischen Sie den

Tofu, um die Gewürze gleichmäßig zu verteilen. Geben

Sie 1 Tasse Wasser in die Pfanne und rühren Sie um. Dies

hilft den Gewürzen, sich gleichmäßig zu verteilen und

befeuchtet den Streit. Das Wasser wird kochen.

Mischen Sie die grünen Paprika und schwarzen Bohnen

im Tofu-Rennen. Kochen Sie etwa 5 Minuten, bis alle

Zutaten heiß sind. Den Koriander untermischen. Heiß

servieren.

Ernährung: Kohlenhydrate: 91 gKalorien: 1.113 Fett: 49

gNatrium: 670 mg

Eiweiß: 83 g Zucker: 9 g

5 Schokoladen-PB-

Smoothie

Zubereitungszeit: 5 Minuten Kochzeit: 0 Minuten

Portionen: 4

Zutaten 1 Banane

¼ Tasse Haferflocken, oder 1 Messlöffel

Pflanzenproteinpulver

1 Esslöffel Leinsamen, oder Chiasamen

1 Esslöffel ungesüßtes Kakaopulver

1 Esslöffel Erdnussbutter, oder Mandel- oder

Sonnenblumenkernbutter 1 Esslöffel Ahornsirup

(optional)

1 Tasse Alfalfa-Sprossen oder Spinat, gehackt (optional)

½ Tasse nicht-milchhaltige Milch (optional) 1 Tasse

Wasser

Optional

1 Teelöffel Maca-Pulver 1 Teelöffel Kakaonibs

Wegbeschreibung

Pürieren Sie alles in einem Mixer, bis es glatt ist, und fügen Sie bei Bedarf mehr Wasser (oder milchfreie Milch) hinzu. Fügen Sie nach Bedarf Bonus-Booster hinzu. Pürieren, bis alles gut vermischt ist.

Ernährung: Kalorien: 474; Eiweiß: 13g; Gesamtfett: 16g; Kohlenhydrate: 79g; Ballaststoffe: 18g

6 Orangen-French-Toast

Zubereitungszeit: 15 Minuten Garzeit: 10 Minuten

Portionen: 4

Inhaltsstoffe

3 sehr reife Bananen

1 Tasse ungesüßte, milchfreie Milch Schale und Saft von 1

Orange

1 Teelöffel gemahlener Zimt

¼ Teelöffel geriebene Muskatnuss 4 Scheiben Baguette

1 Esslöffel Kokosnussöl

Wegbeschreibung

Geben Sie die Bananen, die Mandelmilch, den

Orangensaft und die Orangenschale, den Zimt und die Muskatnuss in einen Mixer und pürieren Sie sie, bis sie glatt sind. Gießen Sie die Mischung in eine Auflaufform mit den Maßen 9 x 13 Zoll. Weichen Sie das Brot 5 Minuten lang auf jeder Seite in der Mischung ein.

Während das Brot einweicht, erhitzen Sie eine Grillplatte oder eine Sautierpfanne bei mittlerer bis hoher Hitze. Schmelzen Sie das Kokosnussöl in der Pfanne und schwenken Sie es, um es zu beschichten. Braten Sie die Brotscheiben, bis sie auf beiden Seiten goldbraun sind, jeweils etwa 5 Minuten. Sofort servieren.

7 Haferflocken-Rosinen-Frühstückskeks

Vorbereitung: 5 Minuten Garen: 15 Minuten Portionen: 2

Kekse

Inhaltsstoffe

½ Tasse Haferflocken 1 Esslöffel Vollkornmehl

½ Teelöffel Backpulver auf 2 Esslöffel braunen Zucker

½ Teelöffel Kürbiskuchengewürz oder gemahlener Zimt

(optional)

¼ Tasse ungesüßtes Apfelmus, plus mehr nach Bedarf

1 Esslöffel Rosinen, getrocknete Cranberries oder vegane

Schokoladenchips Wegbeschreibung

In einer mittelgroßen Schüssel die Haferflocken, das Mehl,

das Backpulver und den Zucker zusammenrühren,

und Kürbiskuchengewürz (falls verwendet). Rühren Sie

das Apfelmus ein, bis es gründlich vermischt ist. Fügen Sie

weitere 1 bis 2 Esslöffel Apfelmus hinzu, wenn die

Mischung zu trocken aussieht (dies hängt von der Art der

verwendeten Haferflocken ab).

Formen Sie die Mischung zu 2 Keksen. Legen Sie sie auf

einen mikrowellensicheren Teller und erhitzen Sie sie 90

Sekunden lang auf hoher Stufe. Alternativ können Sie die

Kekse auf einem kleinen Blech im Backofen oder Toaster

bei 350 °C 15 Minuten lang backen. Vor dem Verzehr

etwas abkühlen lassen.

Ernährung (2 Kekse): Kalorien: 175; Protein: 74g;

Gesamtfett: 2g; gesättigtes Fett: 0g; Kohlenhydrate: 39g;

Ballaststoffe: 4g

8 Frühstück Blaubeer-

Muffins

Zubereitungszeit: 15 Minuten Garzeit: 25 Minuten

Portionen: 12

Zutaten:

Kochspray

1 ½ Tassen Haferflocken

¼ Teelöffel Backnatron 1 Teelöffel Backpulver

½ Tasse ungesüßtes Apfelmus

⅓ Tasse verpackter heller brauner Zucker

¼ Teelöffel Salz

3 Esslöffel Pflanzenöl 3 Esslöffel Wasser

1 Esslöffel Flachsmehl

1 Teelöffel Vanilleextrakt

¾ Tasse Blaubeeren, in Scheiben geschnitten

Wegbeschreibung:

Heizen Sie Ihren Ofen auf 350 Grad F vor.

Besprühen Sie Ihr Muffinblech mit Öl. Geben Sie die Haferflocken in eine Küchenmaschine. Pulsen Sie, bis sie gemahlen sind.

Rühren Sie die restlichen Zutaten außer Blaubeeren ein.

Pulsieren Sie, bis die Masse glatt ist.

Gießen Sie den Teig in die Muffinform.

Mit den Blaubeeren belegen.

Im Backofen 25 Minuten lang backen. In einem Glasgefäß

mit Deckel aufbewahren.

a) Ernährung:

b) Kalorien: 106

c) Fett: 4.6g

d) Gesättigtes Fett: 0,4g

e) Natrium: 118mg

f) Kalium: 66mg Kohlenhydrate: 15.5g

g) Ballaststoffe: 1,5g Zucker: 8gProtein: 1,5g

9 Haferflocken mit Birnen

Vorbereitung: 15 Minuten Garen: 15 Minuten Servieren: 1

Zutaten:

¼ Tasse Haferflocken ¼ Tasse Birne, in Scheiben

geschnitten

1/8 Teelöffel gemahlener Ingwer 1/8 Teelöffel

gemahlener Zimt Zubereitung:

Kochen Sie die Haferflocken nach den Anweisungen auf

der Packung. Birne und Ingwer unterrühren.

Mit Zimt bestreuen. In einem Glasgefäß mit Deckel

aufbewahren. Über Nacht in den Kühlschrank stellen.

Ernährung: Kalorien: 108 Fett: 2g Gesättigtes Fett: 0.1g

Natrium: 5mg Kalium: 71mg Kohlenhydrate: 21g

Ballaststoffe: 3g Zucker: 4g Eiweiß: 3g

10 Mandel Chia Pudding

Zubereitungszeit: 10 Minuten Kochzeit: 0 Minuten

Portionen: 2

Zutaten:

3 Esslöffel Mandelbutter 2 Esslöffel Ahornsirup 1 Tasse

Mandelmilch

¼ Tasse plus 1 Esslöffel Chiasamen Anleitung:

Geben Sie alles in einen verschließbaren Behälter und

mischen Sie es gut. Verschließen Sie den Behälter und

stellen Sie ihn über Nacht in den Kühlschrank.

Mit einem Spritzer Mandelmilch servieren.

Ernährung: Kalorien 212 Gesamtfett 11,8 g Gesättigtes

Fett 2,2 g Cholesterin 23mg Natrium 321 mg

Kohlenhydrate insgesamt 14,6 g Ballaststoffe 4,4 g Zucker

8 g Eiweiß 7,3 g

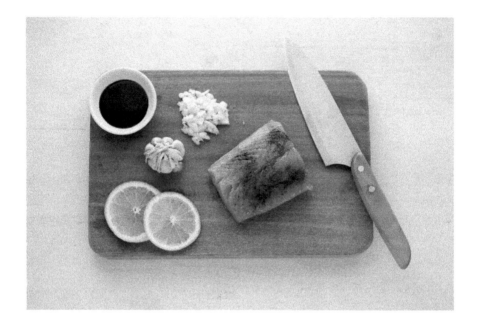

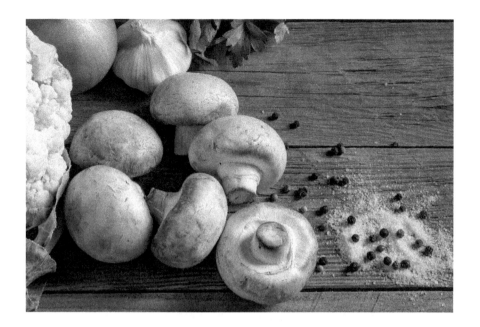

Suppen, Salate und

Beilagen

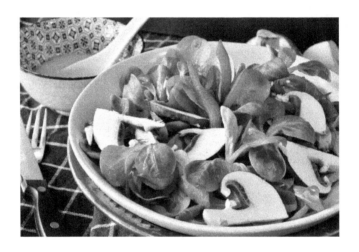

11 Spinatsuppe mit Dill und Basilikum

Vorbereitung: 10 Minuten Garen: 25 Minuten Portionen:

8

Zutaten:

1 Pfund geschälte und gewürfelte Kartoffeln 1 Esslöffel gehackter Knoblauch 1 Teelöffel trockener Senf

6 Tassen Gemüsebrühe

20 Unzen gehackter gefrorener Spinat 2 Tassen gehackte Zwiebel

1 ½ Esslöffel Salz ½ Tasse gehackter Dill 1 Tasse Basilikum

½ Teelöffel gemahlener schwarzer Pfeffer

Wegbeschreibung:

Zwiebel, Knoblauch, Kartoffeln, Brühe, Senf und Salz in einer Pfanne verquirlen und auf mittlerer Flamme kochen. Wenn es zu kochen beginnt, die Hitze reduzieren und mit dem Deckel abdecken und 20 Minuten kochen lassen.

Fügen Sie die restlichen Zutaten hinzu, mischen Sie sie und kochen Sie sie noch ein paar Minuten weiter und servieren Sie sie.

Ernährung: Kohlenhydrate 12g, Eiweiß 13g, Fette 1g, Kalorien 165.

12 Kokosnuss-Wasserkresse-Suppe

Zubereitungszeit: 10 Minuten Garzeit: 20 Minuten

Portionen: 4

Zutaten:

1 Teelöffel Kokosnussöl 1 Zwiebel, gewürfelt

¾ Tasse Kokosnussmilch

Wegbeschreibung:

Bereiten Sie die Zutaten vor.

Schmelzen Sie das Kokosnussöl in einem großen Topf bei mittlerer bis hoher Hitze. Fügen Sie die Zwiebel hinzu und kochen Sie sie weich, etwa 5 Minuten, und fügen Sie dann die Erbsen und das Wasser hinzu. Zum Kochen bringen, dann die Hitze reduzieren und die Brunnenkresse, Minze, Salz und Pfeffer hinzufügen.

Zugedeckt 5 Minuten köcheln lassen. Rühren Sie die Kokosmilch ein und pürieren Sie die Suppe in einem Mixer oder mit einem Pürierstab, bis sie glatt ist.

Probieren Sie diese Suppe mit jedem anderen frischen Blattgemüse - von Spinat über Rucola bis hin zu Mangold.

Ernährung: Kalorien: 178; Eiweiß: 6g; Gesamtfett: 10g; Kohlenhydrate: 18g; Ballaststoffe: 5g

13 Gebratene rote Paprika und Butternusskürbis-Suppe

Vorbereitungszeit: 10 Minuten Garzeit: 45 Minuten

Portionen: 6

Zutaten:

1 kleiner Butternusskürbis 1 Esslöffel Olivenöl

1 Teelöffel Meersalz

2 rote Paprikaschoten 1 gelbe Zwiebel

1 Kopf Knoblauch

2 Tassen Wasser, oder Gemüsebrühe Schale und Saft von

1 Limette

1 bis 2 Esslöffel Tahini

Prise Cayennepfeffer

½ Teelöffel gemahlener Koriander

½ Teelöffel gemahlener Kreuzkümmel Geröstete Kürbiskerne (optional) Zubereitung:

Bereiten Sie die Zutaten vor. Heizen Sie den Ofen auf 350°f vor.

Bereiten Sie den Kürbis zum Braten vor, indem Sie ihn der Länge nach halbieren, die Kerne herausschaben und mit einer Gabel einige Löcher in das Fruchtfleisch stechen. Bewahren Sie die Kerne auf, falls gewünscht.

Reiben Sie das Fleisch und die Haut mit etwas Öl ein, reiben Sie sie dann mit etwas Meersalz ein und legen Sie die Hälften mit der Hautseite nach unten in eine große

Auflaufform. Stellen Sie sie in den Ofen, während Sie das restliche Gemüse zubereiten.

Bereiten Sie die Paprikaschoten auf die gleiche Weise zu, außer dass sie nicht gestochen werden müssen.

Schneiden Sie die Zwiebel in zwei Hälften und reiben Sie die freiliegenden Flächen mit Öl ein. Schneiden Sie die Spitze des Knoblauchkopfes ab und reiben Sie die freiliegenden Flächen mit Öl ein.

Nachdem der Kürbis 20 Minuten lang gekocht wurde, fügen Sie die Paprika, die Zwiebel und den Knoblauch hinzu und braten Sie weitere 20 Minuten. Optional können Sie die Kürbiskerne rösten, indem Sie sie 10 bis 15 Minuten, bevor das Gemüse fertig ist, in einer separaten

Auflaufform in den Ofen geben.

Behalten Sie sie genau im Auge. Wenn das Gemüse gekocht ist, nehmen Sie es heraus und lassen Sie es abkühlen, bevor Sie es anfassen. Der Kürbis wird sehr weich sein, wenn er mit einer Gabel angestochen wird.

Schöpfen Sie das Fruchtfleisch aus der Kürbisschale in einen großen Topf (wenn Sie einen Stabmixer haben) oder in einen Mixer.

Die Paprika grob hacken, die Zwiebelschale entfernen und die Zwiebel grob hacken und die Knoblauchzehen aus dem Kopf pressen, alles in den Topf oder Mixer geben. Fügen Sie das Wasser, die Limettenschale und den Saft sowie das Tahini hinzu. Pürieren Sie die Suppe, fügen Sie nach Belieben mehr Wasser hinzu, bis Sie die gewünschte Konsistenz erreicht haben. Mit Salz, Cayennepfeffer, Koriander und Kreuzkümmel abschmecken. Mit gerösteten Kürbiskernen garniert servieren (falls verwendet).

Ernährung: Kalorien: 156; Protein: 4g; Gesamtfett: 7g; gesättigtes Fett: 11g; Kohlenhydrate: 22g; Ballaststoffe: 5g

Entrées

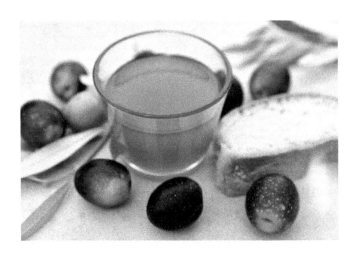

14 Schwarzer Bohnen-Dip

Zubereitungszeit: 1 Stunde und 30 Minuten Garzeit: 1 Stunde

Portionen: 10 Zutaten:

1 15-Unzen-Dosen schwarze Bohnen, gespült und abgetropft 1 Jalapeno-Pfeffer, entkernt und gehackt

½ rote Paprika, entkernt und gewürfelt

½ gelbe Paprika, entkernt und gewürfelt

½ s kleine rote Zwiebel, gewürfelt

1 Tasse frischer Koriander, fein gehackt Schale von 1 Limette

Saft von 1 Limette

1 10-ounce Dose Ro*tel, abgetropft

½ Teelöffel koscheres Salz

¼ Teelöffel gemahlener schwarzer Pfeffer Zubereitung:

Kombinieren Sie in einer großen Schüssel Knoblauch, grüne Zwiebeln, Bohnen, Jalapeno, rote und gelbe Paprika, Zwiebel und Koriander und mischen Sie alles gut durch.

Fügen Sie die Limettenschale und den Saft, Ro-tel, Salz und Pfeffer hinzu und mischen Sie. Passen Sie die Würzung nach Ihrem eigenen Geschmack an.

Mindestens eine Stunde vor dem Servieren in den Kühlschrank stellen, damit sich die Aromen vermischen können. Servieren Sie das Gericht mit Weizentortilla-Scheiben, die im Ofen geknuspert wurden, oder mit Weizen- oder Sesamcrackern.

15 Cannellini-Bohnen-Cashew-Dip

Zubereitungszeit: 1 Stunde Garzeit: 1 Stunde Portionen: 8

Zutaten:

1 15-Unzen-Dose Cannellini-Bohnen, gespült und abgetropft

½ Tasse rohe Cashews

1 Knoblauchzehe, zerdrückt

2 Esslöffel gewürfelte, rote Paprika

½ Teelöffel Meersalz

¼ Teelöffel Cayennepfeffer 4 Teelöffel Zitronensaft

2 Esslöffel Wasser

Dillzweige oder Unkraut zum Garnieren

Wegbeschreibung:

Geben Sie die Bohnen, Cashews, Knoblauch und Paprika in den

Prozessor und pulsieren Sie mehrmals, um es aufzubrechen.

Fügen Sie das Salz, den Cayenne, den Zitronensaft und das Wasser hinzu und verarbeiten Sie alles zu einer glatten Masse.

In eine Schüssel kratzen, abdecken und vor dem Servieren mindestens eine Stunde lang in den Kühlschrank stellen.

Mit frischem Dill garnieren und mit Gemüse, Crackern oder Pita-Chips servieren.

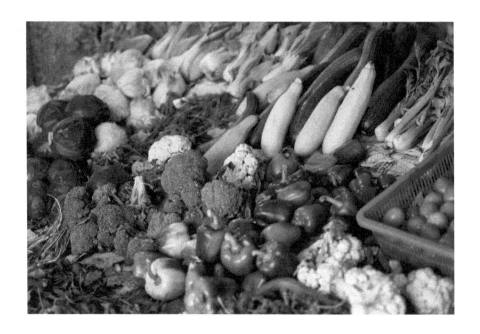

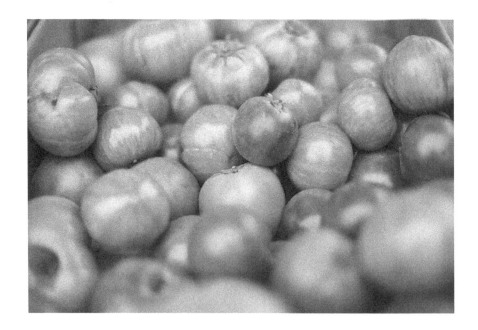

Smoothies und Getränke

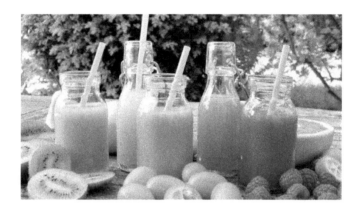

16 Fruchtiger Smoothie

Zubereitungszeit: 10 Minuten Zubereitungszeit: 0 Minuten

Portionen: 1

Zutaten:

¾ Tasse Sojajoghurt

½ Tasse Ananassaft

1 Tasse Ananasstücke 1 Tasse Himbeeren, in Scheiben geschnitten 1 Tasse Heidelbeeren, in Scheiben geschnitten

Richtung:

Verarbeiten Sie die Zutaten in einem Mixer. Vor dem Servieren kühlen.

Ernährung: Kalorien 279, Gesamtfett 2 g, gesättigtes Fett 0 g, Cholesterin 4 mg, Natrium 149 mg, Gesamtkohlenhydrate 56 g, Ballaststoffe 7 g, Eiweiß 12 g, Gesamtzucker 46 g, Kalium 719 mg

17 Energizing Ginger Detox Tonic

Zubereitungszeit: 15 Minuten Kochzeit: 10 Minuten

Portionen: 2

Zutaten:

1/2 Teelöffel geriebener Ingwer, frisch 1 kleine Zitronenscheibe

1/8 Teelöffel Cayennepfeffer

1/8 Teelöffel gemahlener Kurkuma 1/8 Teelöffel gemahlener Zimt 1 Teelöffel Ahornsirup

1 Teelöffel Apfelessig 2 Tassen kochendes Wasser

Zubereitung:

Gießen Sie das kochende Wasser in einen kleinen Topf, fügen Sie den Ingwer hinzu und rühren Sie ihn um, dann lassen Sie ihn 8 bis 10 Minuten ruhen, bevor Sie den Topf abdecken.

Passieren Sie die Mischung durch ein Sieb und in die Flüssigkeit, fügen Sie den Cayennepfeffer, Kurkuma, Zimt und rühren Sie richtig.

Fügen Sie den Ahornsirup, den Essig und die Zitronenscheibe hinzu.

Eine aufgegossene Zitrone hinzufügen, umrühren und sofort servieren.

Ernährung: Kalorien:80 Cal, Kohlenhydrate:0g, Protein:0g, Fette:0g, Ballaststoffe:0g.

18 Warmes Gewürz-Zitronen-Getränk

Zubereitungszeit: 2 Stunden und 10 Minuten Garzeit: 2
Stunden

Portionen: 12

Zutaten:

1 Zimtstange, etwa 5 cm lang 1/2 Teelöffel ganze Nelken

2 Tassen Kokosblütenzucker

4 flüssige Unzen Ananassaft

1/2 Tasse und 2 Esslöffel Zitronensaft 12 flüssige Unzen
Orangensaft

2 1/2 Liter Wasser

Wegbeschreibung:

Gießen Sie Wasser in einen 6-Quart-Slow Cooker und rühren Sie den Zucker und den Zitronensaft gut um.

Wickeln Sie den Zimt und die ganzen Nelken in ein Seihtuch und binden Sie die Ecken mit einer Schnur zusammen.

Tauchen Sie diesen Gazebeutel in die im Slow Cooker vorhandene Flüssigkeit und decken Sie ihn mit dem Deckel ab.

Stecken Sie dann den Stecker des Schongarers ein und lassen Sie ihn auf hoher Hitzeeinstellung 2 Stunden lang kochen oder bis er vollständig erhitzt ist.

Wenn Sie fertig sind, entsorgen Sie den Gazebeutel und servieren Sie das Getränk heiß oder kalt.

Ernährung: Kalorien:15Cal   ,

Kohlenhydrate:3.2g,Pro

19 Schokoladen-Smoothie

Zubereitungszeit: 5 min. Garzeit: 5 min.

Portionen: 2

Zutaten:

¼ c. Mandelbutter

¼ c. Kakaopulver, ungesüßt

½ c. Kokosnussmilch, Dose

1 c. Mandelmilch, ungesüßt Anleitung:

Bevor Sie den Smoothie zubereiten, frieren Sie die

Mandelmilch mit einem Eiswürfelbehälter in Würfel ein.

Dies würde ein paar Stunden dauern, also bereiten Sie es

im Voraus vor.

Mixen Sie alles mit Ihrem bevorzugten Gerät, bis es die gewünschte Dicke erreicht hat.

Sofort servieren und genießen!

Ernährung: Kalorien: 147 | Kohlenhydrate: 8,2 g | Proteine: 4 g | Fette:

13.4 g

20 . Schokolade-Minze-Smoothie

Zubereitungszeit: 5 min. Garzeit: 5 min.

Portion: 1

Zutaten:

2 Esslöffel Süßstoff Ihrer Wahl 2 Tropfen Minzextrakt

1 Esslöffel Kakaopulver

½ Avocado, mittel

¼ c. Kokosnussmilch

1 c. Mandelmilch, ungesüßt Anleitung:

Geben Sie alle Zutaten in einen Hochgeschwindigkeitsmixer und pürieren Sie sie, bis sie glatt sind.

Fügen Sie zwei bis vier Eiswürfel hinzu und pürieren Sie.

Sofort servieren und genießen!

Ernährung: Kalorien: 401 | Kohlenhydrate: 6,3 g |

Proteine: 5 g | Fette:

40.3 g

21 Zimtschnecken-Smoothie

Zubereitung: 2 min. Garen: 2 min. Portionieren: 1

Zutaten:

1 T. Zimt 1 Messlöffel Vanille-Proteinpulver

½ c. der folgenden Zutaten: Mandelmilch, ungesüßt

- Kokosnussmilch Süßungsmittel Ihrer Wahl

Zubereitung:

Geben Sie alle Zutaten in einen Hochgeschwindigkeitsmixer und pürieren Sie sie. Fügen Sie zwei bis vier Eiswürfel hinzu und mixen Sie, bis alles glatt ist.

Sofort servieren und genießen!

Ernährung: Kalorien: 507 | Kohlenhydrate: 17 g |

Proteine: 33,3 g | Fette: 34,9 g

22 Kokosnuss-Smoothie

Zubereitung: 2 Min. Garen: 2 Min.Portionen: 2 Zutaten:

1 T. Chia-Samen 1/8 C. Mandeln, eingeweicht 1 C. Kokosmilch

1 Avocado

Wegbeschreibung:

Geben Sie alle Zutaten in einen Hochleistungsmixer und pürieren Sie sie, bis sie glatt sind, fügen Sie die gewünschte Anzahl von Eiswürfeln hinzu, natürlich abhängig von der gewünschten Konsistenz, und pürieren Sie erneut. Sofort servieren und genießen!

Ernährung: Kalorien: 584 | Kohlenhydrate: 22,5 g |

Proteine: 8,3 g | Fette: 55,5g

Snacks und Desserts

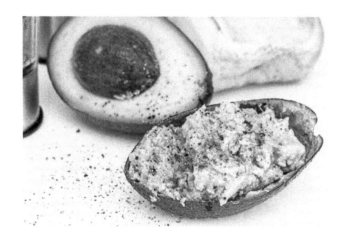

23 Mango und Banane Shake

Zubereitungszeit: 10 Min. Kochzeit: 0 Min. Portionen: 2

Zutaten:

1 Banane, in Scheiben geschnitten und gefroren 1 Tasse gefrorene Mangostückchen 1 Tasse Mandelmilch

1 Esslöffel Ahornsirup 1 Esslöffel Limettensaft

2-4 Himbeeren für Topping

Mango-Scheibe für Topping Anleitung

Banane, Mango mit Milch, Ahornsirup und Limettensaft im Mixer pulsieren, bis sie glatt, aber noch dickflüssig sind

Fügen Sie bei Bedarf mehr Flüssigkeit hinzu. Gießen Sie den Shake in 2 Schüsseln.

Mit Beeren und Mangoscheibe belegen.

Viel Spaß!

Ernährung: Eiweiß: 5% 8 kcal Fett: 11% 18 kcal

Kohlenhydrate: 85% 140 kcal

24 Avocado Toast mit Leinsamen

Zubereitungszeit: 5 Min. Kochzeit: 0 Min. Portionen: 3

Zutaten:

3 Scheiben Vollkornbrot 1 große Avocado, reif

¼ Tasse gehackte Petersilie

1 Esslöffel Leinsamen

1 Esslöffel Sesam 1 Esslöffel Limettensaft Zubereitung:

Toasten Sie zuerst Ihr Stück Brot. Entfernen Sie den

Avocadokern.

Schneiden Sie die Hälfte der Avocado in Scheiben und

zerdrücken Sie die Hälfte der Avocado mit einer Gabel in

einer Schüssel. Verteilen Sie die pürierte Avocado auf 2

getoasteten Broten.

Legen Sie eine Avocado-Scheibe auf 1 Toast.

Mit Leinsamen und Sesamsamen bestreuen. Limettensaft und gehackte Petersilie darüber träufeln. Servieren und genießen!

Ernährung: Eiweiß: 12% 31 kcal Fett: 49% 124 kcal Kohlenhydrate:

39% 98 kcal

25 Avocado Hummus

Zubereitungszeit: 10 Min. Garzeit:

Portionen: 4

Inhaltsstoffe

2 Reife Avocados

½ Tasse Kokosnusscreme

¼ Tasse Sesampaste

½ Zitronensaft

1 Teelöffel Nelke, gepresst

½ Teelöffel gemahlener Kreuzkümmel

½ Teelöffel Salz

¼ Teelöffel gemahlener schwarzer Pfeffer Zubereitung

Schneiden Sie die Avocado der Länge nach auf und entfernen Sie den Kern aus der Frucht.

Geben Sie alle Zutaten in einen Mixer oder eine Küchenmaschine und mixen Sie sie, bis sie vollkommen glatt sind.

Fügen Sie mehr Sahne, Zitronensaft oder Wasser hinzu, wenn Sie eine lockerere Textur haben möchten.

Passen Sie die Gewürze nach Bedarf an. Mit Naan servieren und genießen.

Ernährung: Eiweiß: 6% 21 kcal Fett: 79% 289 kcal Kohlenhydrate:

16% 57 kcal

26 Bohnen mit Sesam-Hummus

Zubereitungszeit: 10 Minuten Kochzeit: 0 Minuten

Portionen: 6

Inhaltsstoffe

4 Esslöffel Sesamöl

2 Knoblauchzehen, fein geschnitten

1 Dose (15 Unzen) Cannellini-Bohnen, abgetropft

4 Esslöffel Sesampaste

2 EL Zitronensaft, frisch gepresst 1/4 TL rote Pfefferflocken

2 Esslöffel frisches Basilikum, fein gehackt

2 EL frische Petersilie, fein gehackt Meersalz nach

Geschmack

Wegbeschreibung:

Geben Sie alle Zutaten in Ihre Küchenmaschine.

Verarbeiten Sie die Mischung, bis alle Zutaten gut miteinander verbunden und glatt sind. Geben Sie die Mischung in eine Schüssel und stellen Sie sie bis zum Servieren in den Kühlschrank.

27 Kandierte Honig-Kokosnuss-Erdnüsse

Zubereitungszeit: 15 Minuten Garzeit: 10 Minuten

Portionen: 8

Inhaltsstoffe

1/2 Tasse Honig (vorzugsweise ein dunklerer Honig) 4 EL Kokosnussbutter, erweicht

1 Teelöffel gemahlener Zimt

4 Tassen geröstete, gesalzene Erdnüsse Zubereitung

Fügen Sie Honig, Kokosnussbutter und Zimt in einer mikrowellengeeigneten Schüssel hinzu. Mikrowelle auf HIGH für ca. 4 bis 5 Minuten.

Nüsse einrühren; gründlich mischen, um sie zu überziehen.

Mikrowelle auf HIGH 5 bis 6 Minuten oder bis zur

Schaumbildung; nach 3 Minuten umrühren.

In einer einzigen Schicht auf ein gefettetes Blech verteilen.

Für 6 Stunden in den Kühlschrank stellen.

In kleine Stücke brechen und servieren.

28 Schoko-Walnuss-Fettbomben

Zubereitungszeit: 15 Minuten Kochzeit: 0 Minuten

Portionen: 6

Inhaltsstoffe

1/2 Tasse Kokosnussbutter

1/2 Tasse Kokosnussöl, erweicht

4 Esslöffel Kakaopulver, ungesüßt 4 Esslöffel brauner

Zucker fest verpackt 1/3 Tasse Seidentofu püriert

1 Tasse Walnüsse, grob zerkleinert Wegbeschreibung

Geben Sie Kokosbutter und Kokosöl in eine

Mikrowellenschale und schmelzen Sie sie für 10-15

Sekunden.

Kakaopulver einrühren und gut verquirlen.

Die Mischung mit dem braunen Zucker und der Seidentofusahne in einen Mixer geben; 3-4 Minuten lang mixen.

Legen Sie die Silikonformen auf ein Blech und füllen Sie sie bis zur Hälfte mit gehackten Walnüssen.

Gießen Sie die Mischung über die Walnüsse und stellen Sie sie für 6 Stunden in den Gefrierschrank.

Fertig! Servieren!

29 Gewürzte Kichererbsen

Zubereitungszeit: 45 Minuten Kochzeit: 40 Minuten

Portionen: 4

Zutaten:

Cayennepfeffer (.10 t.) Getrockneter Oregano (.25 t.)

Knoblauchpulver (.10 t.) Salz (nach Geschmack)

Olivenöl (2 T.) Kichererbsen (1 Dose) Zubereitung:

Beginnen Sie dieses Rezept, indem Sie den Ofen auf 450

vorheizen und ein Backblech mit Pergamentpapier

auslegen.

Nehmen Sie eine Rührschüssel, geben Sie die

Kichererbsen hinein und bestreichen Sie sie mit den

Gewürzen und dem Olivenöl. Sobald dies geschehen ist,

schieben Sie alles für 40 Minuten in den Ofen.

Nach 40 Minuten die Form aus dem Ofen nehmen, vollständig abkühlen lassen und genießen.

Ernährung: Kalorien: 170 Proteine: 7g Kohlenhydrate: 31g

Fette: 2g

Abendessen-Rezepte

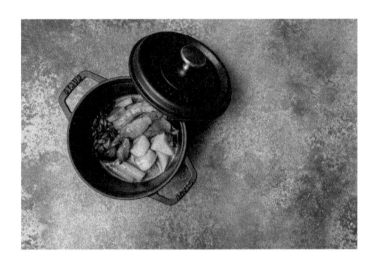

30 Pilz Steak

Zubereitungszeit: 30 Min. Garzeit: 1 Std.

Portionen: 8

Zutaten:

1 Esslöffel der folgenden Substanzen: frischer

Zitronensaft

Olivenöl, extra vergine

2 Esslöffel Kokosnussöl 3 Thymianzweige

8 mittelgroße Portobello-Pilze Für die Soße:

1 ½ t. von Folgendem: Gehackter Knoblauch

gehackter, geschälter, frischer Ingwer 2 EL der folgenden

Zutaten: hellbrauner Zucker

mirin

½ c. natriumarme Sojasauce Zubereitung:

Für die Sauce alle Saucenzutaten zusammen mit ¼ Tasse

Wasser in einen kleinen Topf geben und zum Kochen

bringen. Bei mittlerer Hitze kochen, bis sie zu einer Glasur

reduziert ist, etwa 15 bis 20 Minuten, dann vom Herd

nehmen.

Für die Champignons den Ofen auf 350 Grad vorheizen.

Schmelzen Sie in einer Pfanne Kokosöl und Olivenöl und braten Sie die Pilze auf jeder Seite etwa 3 Minuten.

Anschließend die Champignons in einer einzigen Schicht auf einem Backblech anordnen und mit Zitronensaft, Salz und Pfeffer würzen.

Vorsichtig in den Ofen schieben und 5 Minuten braten.

Lassen Sie es 2 Minuten ruhen.

Teller und träufeln Sie die Sauce über die Pilze. Genießen Sie.

Ernährung: Kalorien: 87 | Kohlenhydrate: 6,2 g | Proteine: 3 g | Fette:

6.2 g

31 Brokkoli & schwarze Bohnen rühren braten

Zubereitungszeit 60 Minuten Garzeit: 10 Minuten

Portionen: 6

Zutaten:

4 Tassen Brokkoliröschen ts

2 Tassen gekochte schwarze Bohnen 1 Esslöffel Sesamöl

4 Teelöffel Sesamsamen 2 Knoblauchzehen, fein gehackt

2 Teelöffel Ingwer, fein gehackt Eine große Prise rote

ChiliflockenEine Prise Kurkumapulver Salz zum

Abschmecken

Limettensaft zum Abschmecken (optional)

Richtung:

Dämpfen Sie Brokkoli 6 Minuten lang. Abgießen und beiseite stellen.

Erhitzen Sie das Sesamöl in einer großen Bratpfanne bei mittlerer Hitze. Geben Sie Sesamsamen, Chiliflocken, Ingwer, Knoblauch, Kurkumapulver und Salz hinzu. Sautieren Sie einige Minuten lang.

Brokkoli und schwarze Bohnen hinzufügen und anbraten, bis sie gut erhitzt sind.

Mit Limettensaft beträufeln und heiß servieren.

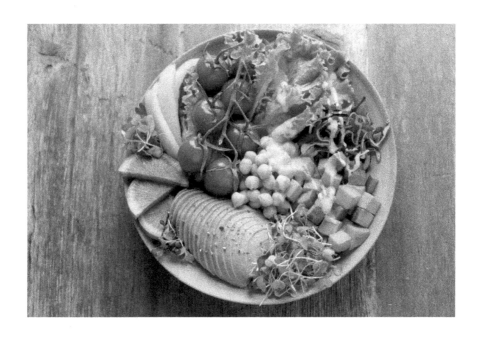

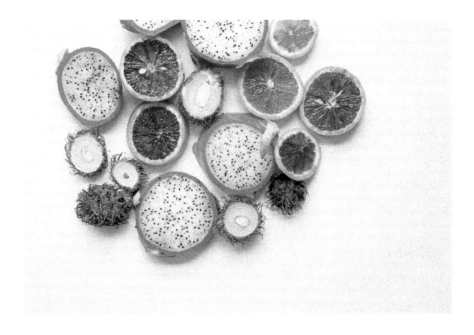

Mittagessen-Rezepte

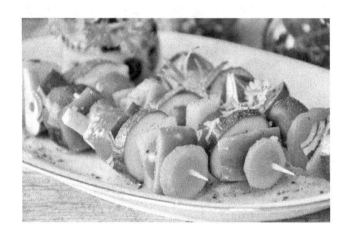

32 Teriyaki-Tofu-Rührbraten

Zubereitungszeit: 10 Minuten   Garzeit: 20 Minuten

Portionierung: 4

Zutaten:

Für den Tofu:

1 Esslöffel gehackte grüne Zwiebeln 2 Tassen Spargel

14 Unzen (397 Gramm) Tofu, fest, gepresst

2 Teelöffel rote Chilisauce 1 Esslöffel Sojasauce

3 Teelöffel Olivenöl Für die Sauce:

2 Esslöffel gehackter Knoblauch 1 ½ Esslöffel Reisessig

1/2 Esslöffel geriebener Ingwer 2 Teelöffel Speisestärke

1/4 Tasse (59 g) Kokosnusszucker 3 Esslöffel Sojasauce

1 Esslöffel Sesamöl 1/2 Tasse (118 ml) Wasser

Zum Servieren:

4 Tassen (946 g) Quinoa, gekocht Anleitung:

Bereiten Sie den Tofu vor: Tupfen Sie den Tofu trocken und schneiden Sie ihn in ½-Zoll-Würfel.

Nehmen Sie eine mittelgroße Bratpfanne, stellen Sie sie auf mittlere bis hohe Hitze, geben Sie 1 Teelöffel Öl hinein und wenn es heiß ist, geben Sie die Tofuwürfel in einer einzigen Schicht hinein und braten Sie sie 3 bis 4 Minuten lang, bis sie goldbraun sind.

Tofustücke in eine große Schüssel geben, 1 Teelöffel Öl in die Pfanne geben und mit den restlichen Tofuwürfeln wiederholen.

Bereiten Sie in der Zwischenzeit die Sauce zu: Nehmen Sie eine kleine Schüssel, geben Sie alle Saucenzutaten hinein und verquirlen Sie sie, bis sie sich vermischt haben, dann stellen Sie sie bis zum Gebrauch beiseite.

Wenn der Tofu gar ist, beträufeln Sie ihn mit den Soßen und schwenken Sie ihn, bis er bedeckt ist, und stellen Sie ihn bis zum Gebrauch beiseite.

Wischen Sie die Pfanne ab, stellen Sie sie wieder auf mittlere bis hohe Hitze, geben Sie das restliche Öl hinein, und wenn es heiß ist, fügen Sie den Spargel und die Frühlingszwiebeln hinzu, und kochen Sie sie 3 Minuten lang, bis sie knusprig sind.

Geben Sie die Tofustücke zurück in die Pfanne, beträufeln Sie sie mit der vorbereiteten Sauce, schalten Sie die Hitze auf mittlere Stufe, schwenken Sie, bis alle Zutaten vermischt sind, und kochen Sie 3 bis 5 Minuten, bis die Sauce anfängt, einzudicken.

Wenn die Sauce fertig ist, schmecken Sie sie ab, um die Würze anzupassen, und nehmen Sie dann die Pfanne vom Herd.

Verteilen Sie die gekochte Quinoa auf die Teller, geben Sie

Tofu und Gemüse darüber und servieren Sie dann.

Ernährung: 411 Kal; 11 g Fett; 1 g gesättigtes Fett; 58 g

Kohlenhydrate; 8 g Ballaststoffe;

19 g Eiweiß; 12 g Zucker

33 Blumenkohl-Latke

Zubereitungszeit: 15 Minuten Kochzeit: 30 Minuten

Portionen: 4

Zutaten:

12 oz. Blumenkohlreis, gekocht 1 Ei, geschlagen

1/3 Tasse Speisestärke

Salz und Pfeffer nach Geschmack

¼ Tasse Pflanzenöl, geteilt Gehackte Zwiebel

Schnittlauch Richtung

Drücken Sie das überschüssige Wasser mit Papiertüchern

aus dem Blumenkohlreis. Geben Sie den Blumenkohlreis

in eine Schüssel.

Rühren Sie das Ei und die Speisestärke ein.

Mit Salz und Pfeffer würzen.

Geben Sie 2 Esslöffel Öl in eine Pfanne bei mittlerer Hitze.

Geben Sie 2 bis 3 Esslöffel der Blumenkohlmischung in die Pfanne. Kochen Sie 3 Minuten pro Seite oder bis sie goldbraun sind.

Wiederholen Sie den Vorgang, bis Sie den Rest des Teigs verbraucht haben. Mit gehacktem Schnittlauch garnieren.

Ernährung: Kalorien: 209 Gesamtfett: 15,2g Gesättigtes Fett: 1,4g Cholesterin: 47mg Natrium: 331mg Kalium: 21mg Kohlenhydrate: 13,4g Ballaststoffe: 1,9g Zucker: 2g Eiweiß: 3,4g

34 Gebratener Rosenkohl

Vorbereitungszeit: 30 Minuten Kochzeit: 20 Minuten

Portionen: 4

Zutaten:

1 lb. Rosenkohl, in Scheiben geschnitten 1 Schalotte, gehackt

1 Esslöffel Olivenöl

Salz und Pfeffer nach Geschmack

2 Teelöffel Balsamico-Essig

¼ Tasse Granatapfelkerne

¼ Tasse Ziegenkäse, zerkrümelt Richtung:

Heizen Sie Ihren Ofen auf 400 Grad F vor.

Bestreichen Sie den Rosenkohl mit Öl. Mit Salz und Pfeffer bestreuen.

Übertragen Sie sie in eine Backform.

Braten Sie sie im Ofen 20 Minuten lang. Mit dem Essig beträufeln.

Vor dem Servieren mit den Samen und dem Käse bestreuen.

Ernährung: Kalorien: 117 Gesamtfett: 5,7g Gesättigtes Fett: 1,8g Cholesterin: 4mg Natrium: 216mg Kalium: 491mg Kohlenhydrate: 13,6g Ballaststoffe: 4,8g Zucker: 5g Eiweiß: 5,8g

35 Veganes Huhn & Reis

Zubereitungszeit: 15 Minuten

Garzeit: 3 Stunden und 30 Minuten Portionen: 8

Zutaten:

8 Tofu-Schenkel

Salz und Pfeffer nach Geschmack

½ Teelöffel gemahlener Koriander 2 Teelöffel gemahlener

Kreuzkümmel 17 oz. brauner Reis, gekocht

30 oz. schwarze Bohnen

1 Esslöffel Olivenöl Prise Cayennepfeffer 2 Tassen Pico

de Gallo

¾ Tasse Rettich, in dünne Scheiben geschnitten 2

Avocados, in Scheiben geschnitten Richtung

Würzen Sie den Tofu mit Salz, Pfeffer, Koriander und Kreuzkümmel. Legen Sie ihn in einen Slow Cooker.

Gießen Sie die Brühe ein.

Kochen Sie 3 Stunden und 30 Minuten auf niedriger Stufe.

Legen Sie den Tofu auf ein Schneidebrett.

Zerkleinern Sie das Hähnchen.

Schwenken Sie die Tofuschnitzel in der Kochflüssigkeit.

Servieren Sie den Reis in Schalen, garniert mit dem Tofu und den restlichen Zutaten.

Ernährung: Kalorien: 470 Gesamtfett: 17g Gesättigtes Fett: 3g Natrium: 615mg Kohlenhydrate: 40g Ballaststoffe: 11g Zucker: 1g Eiweiß: 40g

36 Quinoa Buddha Schüssel

Zubereitungszeit: 10 Minuten Kochzeit: 0 Minuten

Portionen: 1

Zutaten:

Avocado (1, gewürfelt) Gekochte Quinoa (.75 C.) Pico de Gallo (3 T.) Hummus (.25 C.)

Schwarze Bohnen (.75 C.) Limettensaft (1 T.)

Zubereitung:

Bevor Sie mit diesem Rezept beginnen, sollten Sie Ihr Quinoa nach den Anweisungen auf der Packung kochen.

Sobald die Quinoa gekocht ist, mischen Sie sie in einer Schüssel mit den Bohnen und dem Hummus. Rühren Sie alles zusammen, bevor Sie den Limettensaft auspressen.

Zum Schluss die Schüssel mit Avocado und Pico de Gallo

garnieren, und das Mittagessen ist fertig

bedient.

Ernährung: Kalorien: 26 Proteine: 26gKohlenhydrate: 30g

Fette: 20g

37 Kopfsalat-Hummus-Wrap

Zubereitungszeit: 5 Minuten Zubereitungszeit: 0 Minuten

Portionen: 4

Zutaten:

Kopfsalat (.50 C.)

Spinat-Wraps (4)

Tomate (.50, in Scheiben geschnitten) Karotten (.50 C., geraspelt) Gurke (.50, gewürfelt)

Hummus (.50 C.)

Tomate (.50, gewürfelt)

Rote Paprika (.50, gewürfelt) Zubereitung:

Um diese köstlichen Wraps zuzubereiten, legen Sie

einfach jeden Spinat-Wrap aus und bestreichen ihn zuerst mit einer Schicht Hummus.

Sobald der Hummus unten ist, schichten Sie das Gemüse, das Sie mögen, darüber, rollen es ein und genießen es!

Ernährung: Kalorien: 25 Proteine: 2g Kohlenhydrate: 6g Fette: 6g

38 Einfacher Curry-Gemüse-Reis

Vorbereitung: 30 Min. Kochen: 10 Min. Portionen: 4

Zutaten:

Möhren (2, gehackt) Spinat (1 C., gehackt) Ingwer (2 t.)

Brokkoli (1, gehackt) Salz (nach Geschmack)

Gekochter brauner Reis (1 C.)

Knoblauch (2, gehackt) Pfeffer (nach Geschmack)

Currypulver (1 t.) Zubereitung:

Bevor Sie mit dem Kochen beginnen, sollten Sie sich etwas Zeit für die Vorbereitung nehmen, um das gesamte Gemüse vorher zu zerkleinern. Wenn es in kleinere Stücke geschnitten wird, bedeutet dies, dass es schneller gart! Sobald die Zutaten vorbereitet sind, nehmen Sie eine

Pfanne und erhitzen Sie sie bei mittlerer Hitze. Sobald die Pfanne warm ist, geben Sie etwas Olivenöl hinein, streuen den Knoblauch und den Ingwer hinein und fügen den Brokkoli und die Karotten hinzu. An dieser Stelle mit Salz und Pfeffer würzen und zwei Minuten lang kochen.

Sobald das Gemüse nach Ihrem Geschmack gekocht ist, fügen Sie den gekochten braunen Reis zusammen mit dem Currypulver hinzu und schwenken Sie die Zutaten, bis alles gut überzogen ist.

Zum Schluss fügen Sie den Spinat hinzu und kochen ihn eine weitere Minute oder bis er verwelkt ist. Würzen Sie noch mit etwas Salz und Pfeffer, und schon ist Ihre Mahlzeit fertig!

Ernährung: Kalorien: 280 Proteine: 10g Kohlenhydrate:

50g Fette: 5g

39 Champignons und Mangold Suppe

Vorbereitungszeit: 10 Minuten Garzeit: 30 Minuten

Portionen: 4

Zutaten:

3 Tassen Mangold, zerkleinert 6 Tassen Gemüsebrühe

1 Tasse Champignons, in Scheiben geschnitten 2 Knoblauchzehen, gehackt

1 Esslöffel Olivenöl

2 Frühlingszwiebeln, gehackt

2 Esslöffel Balsamico-Essig

¼ Tasse Basilikum, gehackt

Salz und schwarzer Pfeffer zum Abschmecken 1 Esslöffel

Koriander, gehackt Wegbeschreibung:

Erhitzen Sie einen Topf mit dem Öl bei mittlerer Hitze, geben Sie die Frühlingszwiebeln und den Knoblauch hinzu und braten Sie sie 5 Minuten lang an.

Fügen Sie die Pilze hinzu und braten Sie sie weitere 5 Minuten an.

Die restlichen Zutaten hinzufügen, umrühren, zum Köcheln bringen und bei mittlerer Hitze weitere 20 Minuten kochen.

Schöpfen Sie die Suppe in Schalen und servieren Sie sie.

Ernährung: Kalorien 140, Fett 4, Ballaststoffe 2, Kohlenhydrate 4, Eiweiß 8

Rezepte für Hauptgerichte

und Einzelgerichte

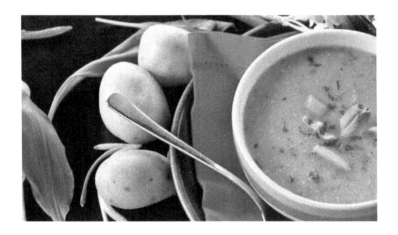

40 Nudeln Alfredo mit Kräuter-Tofu

Vorbereitung: 10 Minuten Garen: 5 Minuten Portionen: 4

Zutaten:

2 Esslöffel Pflanzenöl

2 (14 oz.) Blöcke extra-fester Tofu, gepresst und gewürfelt

12 oz. eifreie Nudeln

1 Esslöffel getrocknete gemischte Kräuter

2 Tassen Cashews, über Nacht eingeweicht und

abgetropft

¾ Tassen ungesüßte Mandelmilch

½ Tasse Nährhefe

4 Knoblauchzehen   ,   geröstet   (das

Rösten ist optional, aber   sehr empfohlen)

½ Tasse Zwiebel, grob gehackt 1 Zitrone, saftig

½ Tasse sonnengetrocknete Tomaten

Salz und schwarzer Pfeffer nach Geschmack

2 Esslöffel gehackte frische Basilikumblätter zum Garnieren Wegbeschreibung:

Erhitzen Sie das Pflanzenöl in einer großen Pfanne bei mittlerer Hitze.

Würzen Sie den Tofu mit den gemischten Kräutern, Salz und schwarzem Pfeffer und braten Sie ihn im Öl, bis er goldbraun ist. Auf einen mit Papiertüchern ausgelegten Teller geben und beiseite stellen. Schalten Sie die Hitze aus.

Geben Sie Mandelmilch, Nährhefe, Knoblauch, Zwiebel und Zitronensaft in einen Mixer. Erhitzen Sie das Pflanzenöl erneut in der Pfanne bei mittlerer Hitze und braten Sie die Nudeln 2 Minuten lang an. Rühren Sie die sonnengetrockneten Tomaten und die Cashew(Alfredo)-Sauce ein. Wenn die Sauce zu dick ist, verdünnen Sie sie mit etwas Mandelmilch, bis die gewünschte Dicke erreicht ist.

Das Essen anrichten, mit dem Basilikum garnieren und warm servieren.

41 Zitronen-Couscous mit Tempeh-Kabobs

Zubereitungszeit: 2 Stunden 15 Minuten Garzeit: 2 Stunden

Portionen: 4

Zutaten:

Für die Tempeh-Spieße:

1 ½ Tassen Wasser

10 oz. Tempeh, in 1-Zoll-Stücke geschnitten 1 rote Zwiebel, in 1-Zoll-Stücke geschnitten

1 kleiner gelber Kürbis, in 1-Zoll-Stücke geschnitten

1 kleiner grüner Kürbis, in 1-Zoll-Stücke geschnitten 2 Esslöffel Olivenöl

1 Tasse zuckerfreie Barbecue-Sauce 8 Holzspieße, eingeweicht

Für den Zitronen-Couscous:

1 ½ Tassen Vollweizen-Couscous 2 Tassen Wasser

Salz nach Geschmack

¼ Tasse gehackte Petersilie

¼ gehackte Minzblätter

¼ Tasse gehackter Koriander 1 Zitrone, entsaften

1 mittelgroße Avocado, entkernt, in Scheiben geschnitten und geschält Zubereitung:

Für die Tempeh-Spieße:

Kochen Sie das Wasser in einem mittleren Topf bei

mittlerer Hitze.

Sobald das Wasser kocht, schalten Sie die Hitze aus und legen Sie das Tempeh hinein. Decken Sie den Deckel ab und lassen Sie den Tempeh 5 Minuten lang dämpfen (dadurch wird seine Bitterkeit entfernt). Lassen Sie das Tempeh danach abtropfen.

Geben Sie anschließend die Barbecue-Sauce in eine mittelgroße Schüssel, fügen Sie das Tempeh hinzu und bestreichen Sie es gut mit der Sauce. Decken Sie die Schüssel mit Plastikfolie ab und marinieren Sie sie für 2 Stunden.

Nach 2 Stunden heizen Sie einen Grill auf 350 F vor.

Fädeln Sie abwechselnd einzelne Stücke des Tempehs, der

Zwiebel, des gelben und des grünen Kürbisses auf die Spieße, bis die Zutaten aufgebraucht sind.

Fetten Sie die Grillroste leicht mit Olivenöl ein, legen Sie die Spieße darauf und bestreichen Sie sie mit etwas Barbecue-Sauce. Garen Sie die Spieße 3 Minuten auf jeder Seite und bepinseln Sie sie beim Wenden mit mehr Barbecue-Sauce.

Zum Servieren auf einen Teller geben. Für den Zitronen-Couscous:

In der Zwischenzeit, während die Spieße kochten, gießen Sie den Couscous, Wasser und

Salz in eine mittelgroße Schüssel geben und 3 bis 4 Minuten in der Mikrowelle dämpfen. Nehmen Sie die

Schüssel aus der Mikrowelle und lassen Sie sie leicht abkühlen.

Rühren Sie die Petersilie, die Minzblätter, den Koriander und den Zitronensaft ein.

Garnieren Sie den Couscous mit den Avocadoscheiben und servieren Sie ihn mit den Tempeh-Kabobs.

42 Portobello-Burger mit Veggie-Pommes

Zubereitungszeit: 45 Minuten Kochzeit: 30 Minuten

Portionen: 4

Zutaten:

Für die Veggie-Pommes:

3 Möhren, geschält und in Juliennestücke geschnitten

2 Süßkartoffeln, geschält und in Würfel geschnitten 1
Steckrübe, geschält und in Würfel geschnitten

2 Teelöffel Olivenöl

¼ Teelöffel Paprika

Salz und schwarzer Pfeffer nach Geschmack Für die
Portobello-Burger:

1 Knoblauchzehe, gehackt

½ Teelöffel Salz

2 Esslöffel Olivenöl

4 Vollkornbrötchen

4 Portobello-Pilzköpfe

½ Tasse geschnittene geröstete rote Paprika

2 Esslöffel entsteinte Kalamata-Oliven, gehackt 2 mittelgroße Tomaten, gehackt

½ Teelöffel getrockneter Oregano

¼ Tasse zerbröckelter Feta-Käse (optional) 1 Esslöffel Rotweinessig

2 Tassen Baby-Salatgrüns

½ Tasse Hummus zum Servieren Wegbeschreibung:

Für die Veggie-Pommes:

Heizen Sie den Ofen auf 400 F vor.

Verteilen Sie die Karotten, Süßkartoffeln und Steckrüben auf einem Backblech und würzen Sie sie mit Olivenöl, Paprika, Salz und schwarzem Pfeffer. Reiben Sie die Würzung mit den Händen gut auf das Gemüse. Im Backofen 20 Minuten backen oder bis das Gemüse weich wird (nach der Hälfte der Zeit umrühren).

Wenn Sie fertig sind, übertragen Sie sie auf einen Teller und verwenden Sie sie zum Servieren. Für die Portobello-Burger:

In der Zwischenzeit, während das Gemüse röstet, eine

Grillpfanne auf mittlerer Stufe erhitzen

Wärme.

Zerdrücken Sie mit einem Löffel den Knoblauch mit Salz in einer Schüssel. Rühren Sie 1 Esslöffel des Olivenöls ein.

Pinseln Sie die Pilze auf beiden Seiten mit der Knoblauchmischung ein und grillen Sie sie in der Pfanne auf beiden Seiten, bis sie weich sind, 8 Minuten. Auf einen Teller geben und beiseite stellen.

Toasten Sie die Brötchen in der Pfanne, bis sie knusprig sind, 2 Minuten. Auf einem Teller beiseite stellen.

Vermengen Sie in einer Schüssel die restlichen Zutaten außer dem Hummus und verteilen Sie sie auf den unteren Teilen der Brötchen.

Mit dem Hummus belegen, den Burger mit den oberen

Teilen der Brötchen bedecken und mit den Veggie-

Pommes servieren.

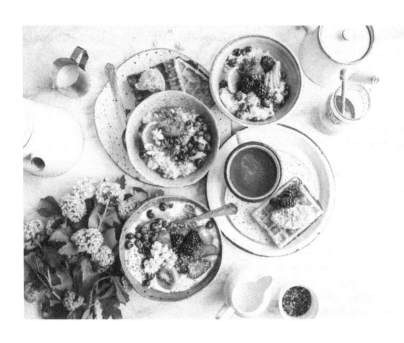

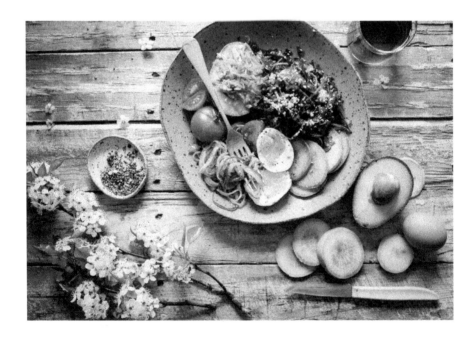

Nährstoffreiche Protein-

Salate

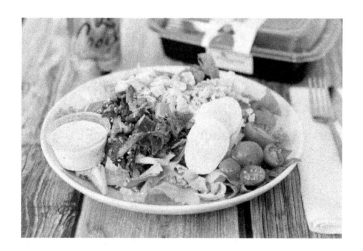

43 Gegrillter Halloumi-Brokkoli-Salat

Zubereitungszeit: 15 Min. Garzeit: 15 Min.

Zutat: Frischer Salat

Halloumi-Käse (etwa 2/3 einer Packung) Eine halbe

Avocado

Baby Brokkoli Quinoa (eine halbe Tasse) Olivenöl (Dressing). Zubereitung:

Bereiten Sie als Erstes Ihren Salat vor. Waschen und trocknen Sie ihn gut. Sobald der Halloumi fertig ist, wollen Sie ihn sofort essen, da er beim Abkühlen sehr gummiartig wird. Daher ist es einfacher, alles andere vorher vorzubereiten. Bereiten Sie eine halbe Avocado vor, indem Sie sie in kleine Würfel schneiden (sie verleiht dem Salat Cremigkeit, weshalb ich als Dressing nur Olivenöl verwende).

In einem Topf etwas Wasser zum Kochen bringen (mit einer Prise Salz) für den Baby-Brokkoli. Ich mag meinen ziemlich knackig, also waren 2-3 Minuten ausreichend.

Sobald der Salat und die Avocado fertig sind und der Brokkoli kocht, beginnen Sie mit dem Quinoa. Geben Sie eine halbe Tasse Quinoa in einen kleinen Topf, fügen Sie etwa eine Tasse Wasser hinzu und lassen Sie es auf mittlerer Flamme kochen (Salz ist hier wegen des salzigen Halloumi-Käses nicht nötig).

Während Ihr Brokkoli gart, bereiten Sie Ihre Grillpfanne für den Halloumi-Käse vor. Geben Sie auf mittlerer Flamme ein paar Tropfen Olivenöl hinein und lassen Sie es heiß werden. Schneiden Sie den Halloumi in etwa zentimeterdicke Stücke und geben Sie ihn dann in die Grillpfanne. Ihr Brokkoli sollte jetzt fertig sein, also fügen Sie diesen ebenfalls hinzu. Für eine goldbraune Farbe habe ich meinen Halloumi und Brokkoli etwa 6 Minuten lang gegrillt, wobei ich darauf geachtet habe, den Käse umzudrehen, um ihn gleichmäßig zu garen.

Vergessen Sie nicht, nach dem Quinoa zu sehen. Er sollte fertig sein, sobald das Wasser weg ist (ca. 7-8 Minuten), aber probieren Sie, um sicherzugehen (er sollte eine etwas knusprige Textur haben). Sobald Halloumi, Brokkoli und Quinoa fertig sind, geben Sie alles in Ihre Salatschüssel und mischen es gut durch. Mit etwas Olivenöl abschmecken und servieren, während der Halloumi noch heiß ist.

Geschmacksverstärker

(Fischglasuren, Meat Rubs

& Fish Rubs)

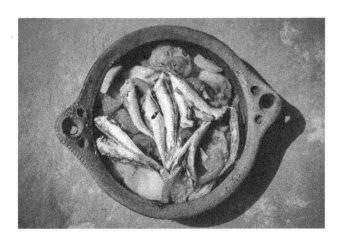

44 Klassische Honig-Senf-Fisch-Glasur

Ergänzen Sie Ihre Auswahl an Fisch, einschließlich Lachs,

indem Sie ihm mit dieser klassischen Honig-Senf-Glasur

saftige Aromen und ein perfekt glasiertes Aussehen verleihen.

Honig und Senf sind vielseitig und machen Spaß, denn mit ihnen kann man endlos experimentieren und jedes Mal etwas Neues entdecken.

Zubereitungszeit: 5 min. Garzeit: 5 min.

Portionen: 1/2 Tasse/4 Unzen Zutaten:

Dijon-Senf - 2 Tl.

Sojasauce (natriumarm) - 4 Esslöffel Honig - 6 Esslöffel

Limettensaft - 2 Teelöffel Zubereitung:

Um die Honig-Senf-Fischglasur zuzubereiten, kombinieren Sie Senf, Sojasauce, Limettensaft und Honig in einer mittelgroßen Schüssel. Vermengen Sie die Zutaten vorsichtig.

Geben Sie dann die Mischung in Ihren mittelgroßen Kochtopf. Lassen Sie die Mischung allmählich für etwa 2 Minuten köcheln.

Nehmen Sie nun Ihren bevorzugten gekochten/gegrillten/gebackenen Lachs oder eine andere Fischsorte. Verteilen oder gießen Sie die vorbereitete Glasur sanft über den Fisch/Lachs. Lassen Sie die Glasur ein paar Minuten einziehen. Genießen Sie das senfglasierte Fischgericht!

45 Ahornsirup gewürzte Fischglasur

Geben Sie Ihren Partys und Anlässen ein reichhaltiges und klassisches Upgrade mit dieser Ahornsirup-Glasur. Muskatnuss, kombiniert mit scharfen Aromen von Zimt, macht diese leckere Fischglasur perfekt für die Zubereitung von Urlaubs- oder saisonalen Gerichten.

Zubereitungszeit: 5 min. Garzeit: 5 min.

Portionen: 1 Tasse/8 oz.

Zutaten:

Apfelessig - 1/2 Tasse Apfelsaft - 1/2 Tasse

Olivenöl - 1 Eßl. Brauner Zucker - 2 Eßl. Ahornsirup - 1 Eßl. Zimt - 2 Teel.

Salz - 1 Teelöffel.

Muskatnuss - 1 Tl.

Zwiebelpulver - 1/2 Teel.

Wegbeschreibung:

Kombinieren Sie alle oben genannten Zutaten für die Fischmarinade in Ihrer Küchenmaschine oder Ihrem Mixer , um die Apfelsinen zu glasieren. Vorsichtig pürieren die Zutaten.

Nehmen Sie nun Ihren gekochten/gegrillten/gebackenen Lieblings-Backlachs oder eine andere Fischsorte. Verteilen oder gießen Sie die vorbereitete Glasur sanft über die Schnitte. Lassen Sie die Glasur ein paar Minuten einziehen. Genießen Sie das mit Ahornsirup glasierte

Fischgericht!

46 Oregano-Kreuzkümmel-Tilapia-Rub

Dieses Rub ist eine familienfreundliche Möglichkeit, eine erdige, milde Gewürzkombination in Ihren Lieblingsfischgerichten zu genießen. Die Einreibung enthält milde Aromen, die sogar für Kinder geeignet sind. Abgesehen von Tilapia ist es auch perfekt für verschiedene Fischsorten, einschließlich Lachs. Genießen Sie es mit Kartoffelpüree!

Zubereitungszeit: 5 min. Garzeit: 5 min.

Portionen: 4-5 Teelöffel Zutaten:

Hellbrauner Zucker - 1 1/2 Teelöffel.

Paprika - 1 1/2 Teelöffel Getrockneter Oregano - 1 Teelöffel Kreuzkümmel - 1/2 Teelöffel Knoblauchpulver

- 3/4 Teelöffel Cayennepfeffer - 1/4 Teelöffel Salz - 1 Teelöffel Zubereitung:

Mischen Sie alle genannten Zutaten in Ihrer Rührschüssel, um den Kreuzkümmel-Tilapia-Rub herzustellen. Mischen Sie alle Zutaten vorsichtig mit einem Spatel oder Löffel, um eine aromatische Einreibemischung zu erhalten.

Nehmen Sie nun den Fisch Ihrer Wahl und legen Sie ihn auf eine feste Unterlage. Pinseln oder reiben Sie ihn mit dem frisch hergestellten Rub ein; klopfen Sie ihn leicht ab, damit der Rub auf dem Fisch haftet.

Oberfläche. Drehen Sie es und wiederholen Sie den Vorgang, um die andere Seite zu würzen.

Lassen Sie Ihre Fischstücke für reichhaltigere Aromen

einige Zeit in Ihrem Kühlschrank ausreichend reifen.

*Lassen Sie den Fisch nicht länger als 2 Stunden reifen (aber nicht weniger als 30 Minuten).

Nehmen Sie es heraus, denn es ist bereit zum Kochen oder Grillen!

47 Pikanter Sumach-Rub

Diese spezielle würzige Einreibung passt perfekt zu verschiedenen Fischsorten; sie verleiht Ihren Fischgerichten zusätzliche Aromen. Ich meine, niemand möchte auf den milden, köstlichen Geschmack von Tilapia verzichten.

Zubereitungszeit: 5 min. Garzeit: 5 min.

Portionen: 2-3 Teelöffel Zutaten:

Getrockneter Thymian - 1/2 Teelöffel Pulverisierter Sumach - 1/2 Teelöffel.

Eine beliebige Sorte kreolischer Gewürze - 1/2 Teelöffel Zwiebelpulver - 1/4 Teelöffel Knoblauchpulver - 1/4 Teelöffel.

Salz - 1/4 Teelöffel Wegbeschreibung:

Mischen Sie alle genannten Zutaten in Ihrem Mixtopf, um die würzige

Sumach-Rub. Mischen Sie alle Zutaten vorsichtig mit einem Spatel oder Löffel zu einer aromatischen Einreibemischung.

Nehmen Sie nun den Fisch Ihrer Wahl und legen Sie ihn auf eine feste Unterlage. Pinseln oder reiben Sie ihn mit dem frisch hergestellten Rub ein; klopfen Sie ihn leicht ab, damit der Rub an der Oberfläche haften bleibt. Drehen Sie ihn und wiederholen Sie den Vorgang, um die andere Seite zu würzen.

Lassen Sie Ihre Fischstücke für reichhaltigere Aromen

einige Zeit in Ihrem Kühlschrank ausreichend reifen.

*Lassen Sie den Fisch nicht länger als 2 Stunden reifen (aber nicht weniger als 30 Minuten).

Nehmen Sie es heraus, denn es ist bereit zum Kochen oder Grillen!

48 Zitronen-Pfeffer-Koriander-Rub

Dieses intelligent kreierte Pfeffer-Koriander-Rub bietet einen Hauch von Herbheit zusammen mit einer milden Schärfe unter Einbeziehung von Chilipulver. Ein großartiges Rub, um Ihre Wochenendabende sowie jede Nacht, die Sie zu etwas Besonderem machen möchten, zu würzen.

Kombinieren Sie Ihre mit diesem speziellen Rub zubereiteten Fischgerichte mit Rotwein für eine wirklich erfrischende Mahlzeit.

Zubereitungszeit: 5 min. Garzeit: 5 min.

Portionen: ½ Tasse + 3 Teelöffel Zutaten:

Chili-Pulver - 1 Esslöffel.

Zitronenpfeffergewürz - ¼ Tasse Gemahlener Kreuzkümmel - 1 EL.

Hellbrauner Zucker, fest verpackt - 1 ½ Teelöffel

Gemahlener Koriander - 1 Esslöffel.

Koscheres Salz - ½ Teelöffel.

Gemahlener schwarzer Pfcffer - 1 ¼ Teelöffel Rote Pfefferflocken - ½ Teelöffel.

Wegbeschreibung:

Mischen Sie alle genannten Zutaten in Ihrer Rührschüssel, um den Zitronen-Koriander-Rub herzustellen. Mischen Sie alle Zutaten vorsichtig mit einem Spatel oder Löffel, um eine aromatische Einreibemischung zu erhalten.

Nehmen Sie nun den Fisch Ihrer Wahl und legen Sie ihn

auf eine feste Unterlage. Pinseln oder reiben Sie ihn mit dem frisch zubereiteten Rub ein; klopfen Sie ihn leicht ein, damit der Rub auf der Oberfläche haften bleibt. Drehen Sie ihn und wiederholen Sie den Vorgang, um die andere Seite zu würzen.

Lassen Sie Ihre Fischstücke für reichhaltigere Aromen einige Zeit in Ihrem Kühlschrank ausreichend reifen.

*Lassen Sie den Fisch nicht länger als 2 Stunden reifen (aber nicht weniger als 30 Minuten).

Nehmen Sie es heraus, denn es ist bereit zum Kochen oder Grillen!

Soßen-Rezepte

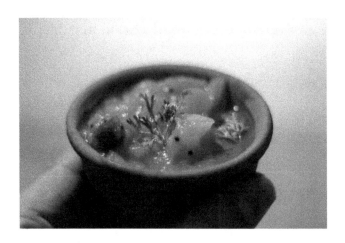

49 Läufer-Erholungs-Happen

Zubereitungszeit: 10 Minuten Kochzeit: 10 Minuten

Portionen: 12

Zutaten:

1/4 Tasse Kürbiskerne, eingeweicht für 1 Stunde 1/3 Tasse Hafer

1/4 Tasse Sonnenblumenkerne, 1 Stunde lang eingeweicht

5 Datteln

1 Teelöffel Maca-Pulver 1 Esslöffel Goji-Beeren

1 Teelöffel Kokosnuss, geraspelt und ungesüßt 1 Esslöffel

Kokosnusswasser 1 Teelöffel Vanilleextrakt

1 Esslöffel Proteinpulver 1 Esslöffel Ahornsirup 1/4

Tasse Hanfsamen Eine Prise Meersalz Zubereitung:

Sonnenblumen- und Kürbiskerne abtropfen lassen und in

einen Mixer geben. Pürieren, bis sich eine Paste bildet.

Datteln hinzufügen und pürieren, um sie zu vermischen.

Die restlichen Zutaten außer Hanfsamen hinzufügen und

mixen, bis sich ein Teig bildet.

Rollen Sie 1 Esslöffel Teig mit den Händen zu Kugeln.

Die Kugel in Hanfsamen rollen, bis sie bedeckt sind.

Die vorbereiteten Kugeln auf einen Teller geben und

einfrieren, bis sie fest sind. Servieren und genießen.

50 Vegane Käsesoße mit hohem Proteingehalt

Zubereitungszeit: 10 Minuten Kochzeit: 10 Minuten

Portionen: 2 Tassen Zutaten:

1 1/4 Tassen ungesüßte Milch auf Pflanzenbasis

1 Block Tofu

1 Teelöffel Zwiebelpulver 2 Teelöffel Knoblauchpulver

1/2 Tasse Nährhefe 1/4 Teelöffel Kurkuma 3/4 Teelöffel

Salz Zubereitung:

Geben Sie alle Zutaten in einen Mixer und pürieren Sie sie, bis sie glatt sind. Gut vermengen. Fügen Sie nach Bedarf mehr Milch hinzu.

Für 24 Stunden in den Kühlschrank stellen. Servieren und

genießen.

CPSIA information can be obtained
at www.ICGtesting.com
Printed in the USA
LVHW021029080621
689681LV00016B/1515